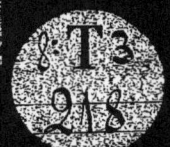

LES
MÉDAILLES MÉDICALES
DU LIMOUSIN

PAR

H. FOURNIÉ

Président de la Société archéologique et historique du Limousin

---

Communication à la Société archéologique et historique du Limousin
en 1907

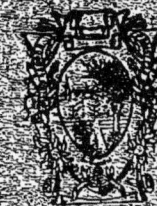

LIMOGES
IMPRIMERIE ET LIBRAIRIE LIMOUSINES
DUCOURTIEUX & GOUT
Libraires de la Société archéologique et historique du Limousin
7, RUE DES ARÈNES, 7

1908

LES
MÉDAILLES MÉDICALES
DU LIMOUSIN

PAR

H. FOURNIÉ

Président de la Société archéologique et historique du Limousin

---

*Communication à la Société archéologique et historique du Limousin
en 1907*

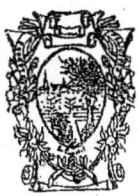

LIMOGES
IMPRIMERIE ET LIBRAIRIE LIMOUSINES
DUCOURTIEUX & GOUT
Libraires de la Société archéologique et historique du Limousin
7, RUE DES ARÈNES 7

1908

MÉDAILLES MÉDICALES DU LIMOUSIN — I

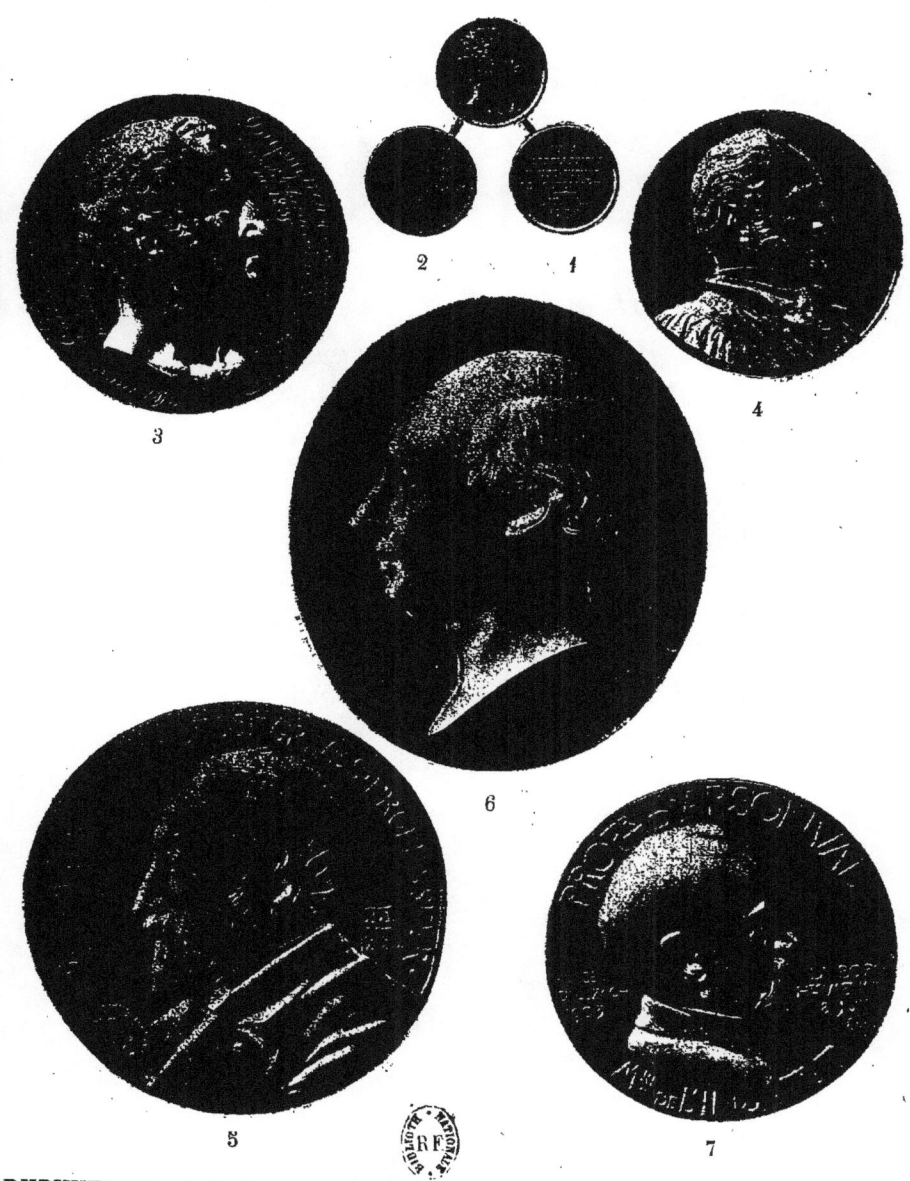

DUPUYTREN : 1, 2, 3. — Jean CRUVEILHIER : 4. — FONSSAGRIVES : 5.
BARDINET : 6. — D'ARSONVAL : 7.

(Réduction à un peu plus de 1/3)

LES MÉDAILLES MÉDICALES

DU LIMOUSIN

La médaille est un document important pour l'histoire des hommes et des institutions ; elle serait d'une consultation des plus fructueuses si elle était plus répandue, si elle ne constituait pour ainsi dire une information de luxe consacrée presque exclusivement à la commémoration des grands hommes et des grandes choses. Instructive comme tous les monuments sciemment prémédités, ingénieusement inspirés, savamment combinés pour la mise en relief de toutes les précisions de l'information et de toutes les délicatesses d'un art profondément observateur, elle serait la source historique de choix si ses indications s'étaient en tout temps mises au service de tous les mérites et de toutes les causes. Sa restriction à l'expression de quelques souvenirs seulement l'a rendue un peu partout, dans le Limousin surtout, accidentelle ou exceptionnelle : elle n'en mérite pas moins une grande attention, l'attention qui est due aux actes qui ont voulu dépasser leur temps pour porter à d'autres âges le reflet d'impressions jugées dignes de survivre à une époque ou à une génération. C'est à ce titre qu'il m'a paru intéressant de noter, moins encore pour le présent que pour l'avenir, car tout — même la médaille — meurt avec le temps, *œre perennius*, ce que la grande et la petite patrie ont fait pour la reconnaissance, dans la région limousine, d'une des expressions les plus intéressantes et les plus fécondes de l'activité humaine, de la médecine. L'entreprise sera modeste comme toutes les entreprises limitées par un sujet restreint, mais elle aura un mérite si elle peut par la plume, ou pour mieux dire par une mention dans les archives de la Société archéologique du Limousin, sauver du naufrage quelques figurations artistiques rares menacées de l'oubli dans le renouvellement incessant des idées, des hommes et des choses.

MÉDECINS.

Les médecins ont été nombreux dans le Limousin, si nombreux que peu de régions sans doute peuvent se vanter d'avoir eu une pléiade si riche de guérisseurs de tout ordre. Cette impression se dégage des données du *Dictionnaire des médecins du Limousin* de M. René Fage et des biographies diverses qui l'ont suivi pour les médecins du XIX° siècle non compris dans le premier inventaire (1).

Bien que les mérites de tous les praticiens signalés n'aient pas brillé d'un même éclat, il a été compté sous divers noms tant de titres scientifiques, littéraires, humanitaires et politiques, que la médaille aurait eu tout droit de rappeler avec quelque profusion des figures et des actes dignes de vivre dans l'admiration du pays qui les avait vu naître. En fait, la glorification métallique a manqué aux célébrités professionnelles des XV°, XVI°, XVII° et XVIII° siècles, et n'est revenue que fort discrètement aux célébrités du XIX°, cela sans doute parce que l'exaltation des vertus provinciales a de tout temps paru excessive et que l'art du modelage n'a eu que de rares interprètes en dehors de Paris. La gravure sur pierre ou sur bois a été plus généreuse en valant à Chabodie, à Cabanis, à Boyer, à de Chamberet, à Guisard, à Joullietton, à Delavalade, à Ducoux, à Donnet et à quelques autres des hommages plus ou moins justifiés (2); la sculpture, elle, est restée plus avare de ses largesses pour rappeler que dans le Limousin, comme dans bien d'autres endroits, le mérite en mal de renommée suffisait mal à sa gloire loin des maîtres de l'ébauchoir.

Les médecins antérieurs au XIX° siècle n'ont laissé d'autres souvenirs artistiques personnels que ceux qui rappelaient leurs armes et encore ces derniers nous sont-ils parvenus moins comme des legs intentionnels des intéressés que comme des appoints banaux de recueils héraldiques. Telles ont été les révélations du *Recueil d'armoiries limousines de Philippe Poncet, peintre et émailleur*, publié par A. Lecler et Louis Guibert, révélations qui nous ont valu les savoureuses armoiries de « Messieurs les médecins docteurs agrégés de Limoges », d'Avril, David, Meynard de Favelon,

---

(1) *Dictionnaire des médecins du Limousin jusqu'à la fin du XVIII° siècle.* — Tulle, impr. Crauffon, 1905.
(2) FRAY-FOURNIER, *Catalogue des portraits limousins et marchois.* — Limoges, V° Ducourtieux, 1896.

Lacroix, Guilhot et Decubes de Ferrant et, au-delà, des maîtres-chirurgiens Etienne Boudet (1642), Jean Gueyton (1644), et des apothicaires Gérald Mercier (1640), Jean Raby (1644) et Fougeras (1679).

Au demeurant, les seules médailles à mentionner en l'honneur ou au nom des médecins sont celles de Dupuytren, Bardinet, Fonssagrives, Cruveilhier, d'Arsonval et Chénieux, hommage assurément de beaucoup au-dessous des mérites qu'ont affirmé non seulement dans l'art de guérir, mais encore dans l'art de penser, de parler et d'écrire, plus d'un millier d'activités alertes et généreuses vouées au bien public sous le couvert de la médecine et de la chirurgie.

Cette courte nomenclature aurait dû se compléter au moins du nom des médecins limousins que l'ancienne Faculté de médecine de Paris a placés à sa tête, car il a été d'usage, dans cette Compagnie, de perpétuer le souvenir des doyens par des jetons; mais, en fait, Pierre et Jean de Limoges, doyens de 1267 et de 1343, ont exercé leur charge si loin de l'année 1638, qui a vu l'inauguration de la mode des jetons décanaux, que cette étude n'a eu aucun monument à glaner dans la galerie métallique de l'ancienne Faculté de Paris, si intéressante à tant de titres (1).

Dupuytren.

DUPUYTREN (GUILLAUME), fils de Jean-Baptiste Dupuytren, avocat au Parlement, né à Pierrebuffière, le 5 octobre 1777 (ancien élève du collège de Magnac-Laval); mort à Paris, le 8 février 1835.

Premier prosecteur de l'Ecole de Santé et chef des travaux anatomiques en 1801, docteur en chirurgie en 1803, inspecteur général de l'Université en 1808, professeur de médecine opératoire en 1812, chirurgien en chef de l'Hôtel-Dieu et professeur de clinique chirurgicale en 1815, chevalier de l'ordre de Saint-Michel, officier de la Légion d'honneur et baron en 1816; membre de l'Institut en 1820. Chirurgien consultant de Louis XVIII et premier chirurgien de Charles X.

Deux médailles ne différant que par la composition de l'inscription du revers et un médaillon.

1. Buste à droite, tête et col nus. En périgraphe : GUILLAUME DUPUYTREN. Sous le cou : CAUNOIS F.

Rv. — Inscription de huit lignes, séparée par un trait : NÉ A — PIERRE BUFFIÈRE — HAUTE-VIENNE — LE 5 OCTOBRE 1778 — MÉDAILLIER — FRANÇAIS CÉLÈBRES — IXe SIÈCLE — 1821.

Diamètre : 41^{mm}. Tranche lisse. (Pl. I, n° 1.)

(1) De 1638 à 1792 se sont succédé à la Faculté de médecine de Paris, presque tous figurés par des jetons à armes ou à portraits, soixante-cinq doyens originaires de nombreuses provinces du royaume, mais non du Limousin.

2. Même avers que celui du n° 1.

Rv. — Inscription de neuf lignes, séparée par un trait : NÉ A — PIERRE BUFFIÈRE — HAUTE-VIENNE — LE 5 OCTOBRE 1778 — MORT A PARIS — LE 8 FÉVRIER 1835 — MÉDAILLIER — FRANÇAIS CÉLÈBRES — IXe SIÈCLE.
Diamètre : comme au n° 1. (P. I, n° 2.)

Ces deux médailles font partie de la série de médailles des *Français célèbres* et sont du graveur Caunois (1), artiste d'assez grand renom du siècle dernier.

3. Buste à droite, tête et cols nus. En inscription, gravée sur trois lignes concentriques, en lettres cursives : *Guillaume Dupuytren (le baron) — l'un des plus grands chirurgiens du XIXe siècle — Né en 1778; m. 1838. Avril 1853. — L. Ysabeau.*

Sur le revers fruste, en relief : ECK ET DURAND (noms des fondeurs-éditeurs).

Médaillon uniface de 130 millimètres. (P. I, n° 3).

Ce médaillon, d'un beau caractère, d'une facture agréable, quoique un peu sèche, est, comme l'indique la signature, l'œuvre de Louis-Guillaume Ysabeau, médailleur parisien, qui a exposé aux Salons, de 1835 à 1850, et qui a produit plusieurs médaillons du même type, notamment ceux de Cuvier, Lavoisier et Parmentier.

Ces médailles à portrait sont nées de l'admiration publique pour la maîtrise chirurgicale et professorale du grand homme; elles n'ont été que la glorification métallique d'une renommée consacrée d'ailleurs par une statue à Pierrebuffière, plusieurs bustes à Paris et dans la Haute-Vienne, notamment à Limoges (décor extérieur de l'École de Médecine), un musée Dupuytren, des rues, places et marchés Dupuytren, sans compter de multiples hommages de la gravure dans des illustrations périodiques et des éditions spéciales.

Jean Cruveilhier.

CRUVEILHIER (JEAN), né à Limoges le 9 février 1791, mort à Sussac (Haute-Vienne) le 6 mai 1874. Docteur en médecine de 1816. Médecin de la Maternité, de la Salpétrière et de la Charité; professeur d'anatomie pathologique (chaire créée par Dupuytren) à la Faculté de médecine de Paris en 1835; membre de l'Académie de médecine en 1836; commandeur de la Légion d'honneur le 14 août 1867.

(1) CAUNOIS (François-Augustin), né à Bar-sur-Ornain (Meuse), en 1787, mort à Paris en 1859. Élève de l'École des Beaux-Arts, 2e prix du concours de Rome en 1813. Auteur de plusieurs médailles et médaillons exposés aux Salons, de 1819 à 1851; auteur en particulier de la médaille de Parmentier, commandée par l'administration des Monnaies, et des bustes d'Horace Vernet (Musée de Rouen) et de Poniatowski (Musée de Versailles).

Un grand médaillon de 0^m83 sur 0^m85 conservé à la bibliothèque de l'Ecole de médecine de Limoges.

4. Buste de profil à droite, tête nue, les épaules couvertes de la robe professorale, la croix de commandeur de la Légion d'honneur en sautoir.

Sous la tranche de l'épaule : M. BOURGEOIS.

Ce médaillon en plâtre, de grande dimension, a pris place à Limoges en 1897. Annoncé le 14 mai de cette année par une lettre du recteur de l'Académie de Poitiers au directeur de l'Ecole de médecine de Limoges, avisant du futur envoi à cette Ecole, par l'administration des Beaux-Arts, d'un buste de Guillotin et de médaillons de Broca et de Cruveilhier, il n'est arrivé à sa destination — seul dans les envois complémentaires annoncés — qu'en juillet, précédé d'un second avis portant qu'expédition était faite « d'un médaillon en plâtre de Cruveilhier mis à la disposition du directeur de l'Ecole de médecine par le ministre de l'Instruction publique et des Beaux-Arts pour être placé en dépôt à l'Ecole de Limoges ».

Ce médaillon, commandé par l'Etat, a été envoyé en marbre à la Faculté de médecine de Bordeaux, dont l'Ecole de Limoges est tributaire. Il aurait été, de par sa fragilité et son poids, d'une présentation à peu près impossible à la Société, si un artiste limousin de grande obligeance et de grand talent, bien connu de vous tous, M. Coutheillas, n'avait consenti à en faire une réduction, la réduction de 0^m15 ci-figurée, qui a su respecter tout ce que l'auteur avait mis d'art et d'exactitude dans son original. (Pl. I, n° 4).

Ce portrait est d'un très beau caractère et, au dire des parents et des élèves du maître, d'une très grande ressemblance, qualités qui lui sont venues de l'observation consciencieuse et du talent éprouvé de celui qui l'a modelé, Maximilien Bourgeois, statuaire-médailleur de grand mérite, mort en 1901, qui a dû à ses succès d'importantes commandes de l'Etat, notamment les commandes des médailles pour les élections des présidents Grévy et Carnot, de la médaille du centenaire de l'Ecole polytechnique et de la médaille des Arts nationaux.

L'exaltation de la mémoire de Jean Cruveilhier par un monument pour ainsi dire officiel émanant de l'initiative des Beaux-Arts a été sûrement motivée par la grande place que le savant limousin a créée à la France dans l'enseignement de l'anatomie et, tout particulièrement, de l'anatomie pathologique, car l'*Anatomie pathologique du corps humain*, complétée du *Traité d'anatomie pathologique générale* et du *Traité d'anatomie descriptive*, ont été un prodigieux effort dans la voie des découvertes et de la vulgarisation scientifiques dont s'est enorgueillie à fort juste titre la fin du XIXᵉ siècle.

Le médaillon de Maximilien Bourgeois n'est pas le seul monument qui, avec un nom de rue, consacre à Limoges le souvenir du grand anatomiste ; il y voisine avec une plaque de marbre apposée, *honoris causa,* sur la maison qui vit naître le futur professeur de la Faculté de Paris, avec un buste en bronze de E. Guerlain (1), conservé pieusement par une famille qui grandit son honneur de la gloire ancestrale, et aussi avec un beau portrait (peint par Aridas), décorant le plafond du grand salon d'honneur de la nouvelle Préfecture, hommages variés d'une admiration régionale des plus convaincues et des mieux justifiées.

Fonssagrives.

FONSSAGRIVES (Jean-Baptiste), né à Limoges le 12 mars 1823. En 1841, chirurgien de 3ᵉ classe de la marine, première étape d'une carrière brillamment poursuivie dans la médecine navale. Docteur de la Faculté de Paris du 1ᵉʳ juin 1852. Professeur, d'abord de matière médicale et de thérapeutique, puis de pathologie interne et de pathologie exotique à l'Ecole de médecine de Brest. En 1864, professeur d'hygiène à la Faculté de Montpellier et premier médecin en chef de la marine. En 1865, membre correspondant de l'Académie de médecine; officier de la Légion d'honneur et décoré de plusieurs ordres étrangers. Mort en retraite dans le Morbihan en décembre 1884, laissant une œuvre scientifique considérable, spécialisée surtout dans la thérapeutique et l'hygiène (2).

Un grand médaillon en bronze fondu :

5. DOCTEUR . JEAN . BAPTISTE . FONSSAGRIVES . PROFESSEUR. Buste à gauche, tête nue, la rosette de la Légion d'honneur à la boutonnière. A gauche, en petits caractères doublant la légende : DANIEL DUPUIS; à droite, le monogramme du même graveur et au-dessous, sous un trait horizontal : 1884.
Uniface. 170 millimètres. (Pl. I, n° 5).
(N° 186 de l'œuvre de Daniel Dupuis, publiée par la *Gazette numismatique française* en 1898, p. 171).

Ce superbe médaillon rappelle à la fois un grand hygiéniste, l'auteur, entr'autres ouvrages, de l'important traité de l'*Hygiène et l'assainissement des villes,* et un maître graveur, médailleur émérite, trop tôt enlevé à l'art dont il était un des plus éminents interprètes (3).

(1) Reproduction du buste fait en marbre en 1869, pour l'Académie de médecine, où il est exposé.
(2) V. notice biographique dans l'*Almanach limousin* de 1886.
(3) Daniel Dupuis, né à Blois en 1849, médailleur d'un art consommé, d'une fécondité prodigieuse attestée par un catalogue des plus variés tant en médailles frappées qu'en médailles fondues; auteur d'une collection de por-

Bardinet.

BARDINET (BARTHÉLEMY-ALPHONSE), né à Limoges le 4 juin 1814. Docteur de la Faculté de Paris le 7 avril 1844; directeur de l'Ecole de médecine de Limoges le 6 juillet 1858 ; décoré de la Légion d'honneur en 1861; membre correspondant de l'Académie de médecine en 1868.

A Limoges : médecin des prisons, du Lycée, président de l'Association des médecins de la Haute-Vienne depuis sa fondation; président plusieurs fois réélu de la Société locale de médecine et de pharmacie; vice-président du Conseil d'hygiène.

Au-delà de Limoges : Membre de la Société anatomique, des Sociétés de chirurgie, d'hydrologie et de médecine légale de Paris, de la Société de médecine de Lyon.

Mort en décembre 1874.

Un médaillon ovale de 164 sur 191 millimètres, uniface :

6. Buste de profil à gauche, tête et col nus.
Anépigraphe (pl. 1, n° 6).

Ce portrait, sans nom, est identifié dans toutes les indications qui lui manquent par le souvenir et les affirmations de M. le Professeur honoraire E. Raymondaud, qui le conserve comme une image fidèle d'un maître qui fut son professeur et son ami.

M. E. Raymondaud dit en de tels termes ce que fut le professeur Bardinet et quels furent, par suite, les titres de ce dernier à vivre dans la mémoire de ses concitoyens qu'il ne saurait être donné d'autre définition de cette image que celle qu'a donnée du modèle lui-même celui qui a été si bien en mesure de le connaître et de l'apprécier :

« Le docteur Bardinet était un de ces hommes dans lesquels la nature semble avoir mis toutes ses complaisances. Son beau visage avait un charme que subissaient même les petits enfants. Ses cheveux, rares dès la jeunesse, permettaient de suivre, dans toute son étendue, la courbe crânienne, précise comme un épure, et qui dessinait la variété la plus parfaite de la dolicocéphalie limousine. Dans le corps, enclin à un embonpoint précoce, résidait une force qui donnait de la fermeté à la station, l'équilibre à la marche, la justesse à tous les mouvements.

» La parole était une des puissances de Bardinet. Vive et spirituelle dans la conversation familière, claire et précise dans l'argumentation, abondante, facile, élégante dans les différentes

traits médaillons aussi remarquable, quoique d'un autre style, que celle de David d'Angers ; graveur de la monnaie de bronze française et du cent de l'Indo-Chine; presque aussi remarquable comme sculpteur et comme peintre que comme médailleur (Œuvres réunies au Musée de Blois).

formes didactiques, elle s'élevait, quand il le fallait, à la hauteur de l'éloquence. Partout où il a eu à s'adresser aux assemblées, à Limoges, dans le Conseil municipal, au Palais, dans l'Ecole ; à Poitiers, dans le Conseil académique ; à Paris, dans les séances de l'Association des médecins de France ; à l'Académie de médecine, il a été considéré comme un orateur de marque.

» Il n'était pas moins distingué dans ses écrits. Il en a laissé de nombreux, touchant à des sujets extrêmement variés : mémoires, observations, polémique, rapports, discours officiels, historiques d'épidémie, biographies. Mais la multiplicité de ses occupations ne lui lui a pas laissé le loisir de produire une de ces œuvres de fond qui assurent, pour l'avenir, les réputations littéraires ou scientifiques.

» A l'Ecole, le cours qu'il professait était parfaitement en rapport avec ses aptitudes. La pathologie externe, c'est la chirurgie théorique, et Bardinet était surtout chirurgien. Dans cette partie de l'enseignement médical, il y a la part de la parole et la part de l'action. Nous savons combien était expert en paroles le jeune professeur. Il parlait à ses élèves avec le brio parisien qu'il avait acquis au foyer même du beau langage et pratiqué dans ces tournois d'élite où il avait devancé, lui, enfant de Limoges, des rivaux même de Paris. Comme Bouteilloux, comme Astaix, il était sorti premier de son concours de l'internat. Il n'était pas moins bon démonstrateur dans les opérations de petite chirurgie, dans l'art des pansements et des bandages. Aussi les élèves allaient-ils à son cours comme à une partie de plaisir. Le même succès l'accompagna, du reste, quand, en 1847, il fut nommé titulaire du cours d'anatomie et physiologie, et plus tard, en 1858, quand il passa à la chaire de clinique chirurgicale, mutation qui fut le couronnement de sa carrière professorale.

» Dans ces trois étapes de son enseignement, on peut dire que Bardinet fut un professeur accompli (1). »

L'auteur de ce beau médaillon muet est un artiste qui, sans être né à Limoges, est devenu un Limousin par le temps qu'il a passé dans cette ville, par les solides œuvres qu'il y a données et par la place qu'il a voulu y conserver après sa mort : Eugène Perdoux.

Né à Paris 1810, Eugène Perdoux était le fils de Joseph Perdoux qui, sous Louis XVI, fut graveur au château de Versailles et collabora avec succès à l'œuvre de Duplessis-Bertaux.

Elève de Léon Cogniet et de David d'Angers, plusieurs fois mé-

---

(1) E. RAYMONDAUD, *Ecole préparatoire de médecine et de pharmacie de Limoges*, in *Limousin médical* de 1904, n° 2, p. 25.

daillé à l'École des Beaux-Arts dont il avait suivi les cours (section de peinture), auteur de plusieurs toiles admises au Salon et acquises par l'État et d'un *Traité de dessin et de perspective* dénotant une intruction artistique distinguée, Perdoux vint s'installer à Limoges en 1844. Tour à tour professeur privé de peinture, professeur du cours de modelage et de dessin linéaire créé et entretenu par la Société d'agriculture, sciences et arts de la Haute-Vienne, professeur des classes de dessin du Lycée de Limoges, il prit sa retraite en 1880, après avoir produit plusieurs tableaux, notamment le portrait de Jourdan, conservé au Musée de Limoges, et quelques médaillons. Il mourut en août 1904 (inhumé au cimetière de Louyat), ayant laissé le souvenir d'un homme simple, sage et d'un tempérament artistique remarquable.

L'absence de signature sur le médaillon, qui a tous les caractères d'une œuvre de valeur et qui, à ce titre, aurait pu produire avec honneur le nom de son auteur, s'explique par le caractère même de l'artiste, car « personne n'a fui avec plus d'empressement que M. Perdoux les honneurs du monde, les séductions trompeuses de la renommée, les satisfactions même les plus légitimes de l'orgueil humain (1) ».

D'Arsonval.

D'ARSONVAL (JACQUES-ARSÈNE), né à La Borie, commune de La Porcherie (Haute-Vienne), le 8 juin 1851, Docteur de la Faculté de Paris en 1877 ; membre de l'Académie de médecine en 1888 ; de l'Académie des sciences en 1894 ; professeur au Collège de France en 1894 ; commandeur de la Légion d'honneur en janvier 1907 ; maire de La Porcherie de 1892 à 1900.

Un médaillon uniface, en bronze fondu, de 145 millimètres (pl. I, n° 7).

7. Buste à droite, tête nue. En périgraphe : en haut : PROF^R D'ARSONVAL ; en bas : M^{RE} DE L'INSTITUT. A droite, en petits caractères et en quatre lignes : LA BORIE — H^{te}-VIENNE — 8 JUIN 1851 ; à gauche, également en petits caractères et en trois lignes : RINGEL D'ILLZACH.

Ce médaillon, de belle venue, est d'un médailleur alsacien de mérite, dont le Musée Adrien Dubouché possède plusieurs médailles fondues, Ringel d'Illzach, qui a une œuvre importante faite surtout de portraits de célébrités contemporaines, notamment de savants.

(1) Notice nécrologique dans la *Gazette du Centre* du 26 août 1894, par le professeur du lycée, Berger.

Chénieux.

CHÉNIEUX (François), né le 25 janvier 1845, à Vallemont, commune de Saint-Priest-le-Betoux (près de Châteauponsac), Haute-Vienne. Interne des hôpitaux de Paris en décembre 1871. Docteur de la Faculté de Paris en août 1873 ; professeur suppléant de l'Ecole de médecine de Limoges le 27 février 1875 et professeur de pathologie externe le 31 décembre 1875 ; professeur de clinique chirurgicale le 10 octobre 1892. Directeur de l'Ecole de médecine du 16 décembre 1893 à janvier 1905.

Maire de Limoges du 15 mai 1892 au 1er août 1895 et de mai 1906 à ce jour.

Il s'agit, comme l'indique cette notice, d'un médecin contemporain et le souvenir métallique qui l'appelle à ce rendez-vous de notre Société est un hommage de reconnaissance des élèves de l'Ecole de médecine de Limoges à leur professeur et directeur.

Le *Limoges Illustré* s'est fait le reporter de la fête qu'a créée l'offre de la grande plaquette ci-rappelée dans son numéro du 1er août 1905 et dans des termes tels qu'il ne saurait rien être ajouté à l'expression des sentiments qui l'ont inspiré.

Une grande plaquette en bronze fondu, presque carrée, de 22×29 centimètres.

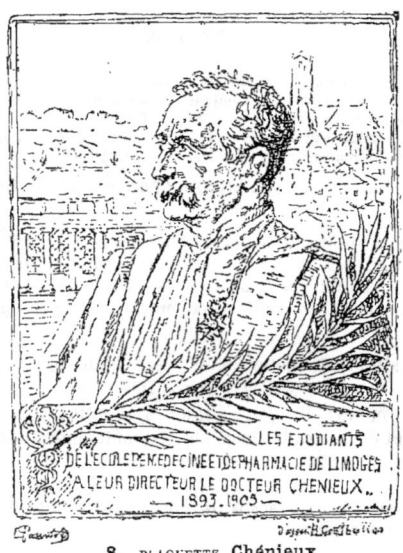

8. PLAQUETTE **Chénieux**

8. Buste à gauche, tête nue, épaules recouvertes de la robe professorale avec croix de chevalier de la Légion d'honneur. Sur la plinthe inférieure, à gauche, gravé en creux, un double caducée qui a voulu évoquer le souvenir du symbole médical et n'a reproduit, en fait, que l'emblème commercial et, au milieu, en 4 lignes, l'inscription en relief : LES ÉTUDIANTS DE L'ÉCOLE DE MÉDECINE ET DE PHARMACIE DE LIMOGES A LEUR DIRECTEUR, LE Dr CHÉNIEUX, 1893-1905. Une branche de palmier partant de la plinthe et remontant sur l'épaule. En bas, la signature : *H. Coutheillas*.

Dans le fond de la plaquette, dans des horizons fuyants, la ville de Limoges, caractérisée surtout par sa cathédrale et ses constructions en amphithéâtre, et tout particulièrement, au premier plan, à gauche, par le bâtiment de l'Ecole de médecine.

Cette œuvre, dont le fini et les délicatesses dénotent une véritable maîtrise de médailleur, a pour auteur, comme l'indique la signature que je viens de rappeler, un statuaire limousin, Henri Coutheillas, dont la notoriété dans ce milieu peuplé de ses œuvres et de ses amis peut se dispenser de tout nouveau commentaire.

Il me plaît néanmoins de rappeler que cette belle fonte n'a fait que confirmer dans le cercle des amateurs de médailles l'admiration qu'avait inspirée un précédent essai du jeune maître, le médaillon de Corot, fixé aux rochers de la Glane à Saint-Junien.

Majour.

La ville de Brive a élevé sur une de ses places une statue monumentale au médecin Majour en témoignage de sa reconnaissance pour des largesses dont elle avait bénéficié. Cette statue du sculpteur Lano, auteur de la statue du maréchal Brune, élevée dans la même ville, a été érigée le lendemain même de la glorification de Brune, le 4 octobre 1841. Cet acte de reconnaissance publique aurait, au dire de quelques-uns, donné lieu à des essais ou à des reproductions de tête pour quelques amis. Telle aurait été l'origine d'un petit médaillon uniface en étain qu'un habitant des environs de Limoges a trouvé dans sa famille, avec une étiquette manuscrite, assez mal écrite, portant le nom de Majour.

Il s'agit, comme vous le voyez, d'un buste de profil à droite, vêtu d'une redingote à la 1830, sans aucune indication de gravure, et reproduisant, avec assez d'exactitude, la silhouette très connue du grand chansonnier Béranger (n° 9).

Cette dernière ressemblance est attestée par deux médailles que je soumets à votre examen et qui ne sont qu'une partie de la série métallique de Béranger, série que je n'ai pu avoir en entier pour y chercher plus positivement, s'il s'y trouve, le prototype de notre médaillon (n° 10) (1).

(1) La seconde médaille présentée non reproduite dans les dessins ci-après.

— 16 —

Si vous considérez, d'autre part, le profil de Majour tel qu'il est donné par une gravure qui a voulu glorifier à la fois les deux célébrités brivoises, commémorées par les statues de Lano (n° 11), si je vous rappelle d'ailleurs que quelques plaisants racontent volontiers à Brive que le monument de Majour n'aurait été qu'un laissé pour compte d'une statue de Béranger (propos accrédités par quelques observations d'Alfred Assolant (dans la *Fête de Champ-de-Brac*), vous comprendrez la complexité du problème que soulève la considération de ce petit médaillon muet.

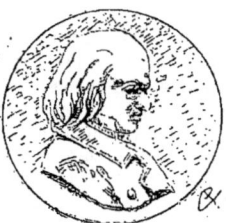
9. Médaille présentée (dite de **Majour**)

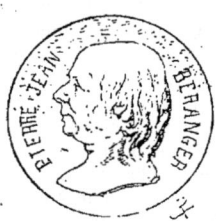
10. Médaille de **Béranger**

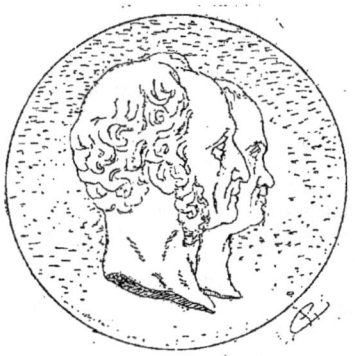
11. Profils de **Brune** et de **Majour**

Mon opinion est que si Majour a eu et a effectivement de par sa statue et sa gravure une assez grande ressemblance avec Béranger, il y a dans le fait de l'existence au musée de Brive d'une maquette d'un monument Majour, différente de la statue adoptée, un motif très suffisant d'admettre que le médecin brivois a eu une figuration directe et non une figuration indirecte de fortune voulue par un caprice de fondeur et que la médaille ci-rappelée a été sans tentative malicieuse d'autre attribution, une simple médaille de Béranger, mal étiquetée par son détenteur, la renommée locale de Majour ayant été et étant restée très modeste.

La limitation du sujet de cette communication aux monuments métalliques, médaille ou médaillon, me prive du grand plaisir, qu'avec un programme moins restreint, j'aurais eu à vous signaler les glorifications par le buste du baron A. Boyer (plâtre de Alègre), du professeur Boulland (marbre de H. Coutheillas), du professeur Gilbert Ballet (terre cuite de Gobert) et du professeur Gilbert Raymondaud (plâtre de Faléri). Le rappel de ces monuments, dont la présentation eut été vraiment difficile, arrivera vraisemblablement à son heure et sans doute assez tôt pour que l'omission de ce jour ne nous reste pas comme un irréparable regret.

INSTITUTIONS MÉDICALES.

La ville de Limoges a eu, sous l'ancien régime, un Collège de médecine, une maîtrise de chirurgie, une maîtrise des apothicaires et une Ecole médico-chirurgicale de l'Hôpital; elle a eu, après la Révolution, et a encore une Société de médecine, une Ecole préparatoire de médecine et de pharmacie, une Ecole d'accouchement et une Association régionale de médecins.

Le Collège de médecine, reconnu par lettres patentes du 13 novembre 1646, la maîtrise des chirurgiens d'origine nébuleuse et la maîtrise des apothicaires, créés surtout pour la protection d'intérêts professionnels, n'ont laissé aucun document ni de leur fondation, ni de leurs gloires corporatives, ni des événements mémorables de leur existence. Cette modestie de références historiques, est rappelée avec le plus grand intérêt par M. le Dr E. Raymondaud dans des notices du *Limousin Médical* qui expliquent et excusent à la fois cette discrétion (1). Les quatre institutions médicales originaires du XIXe siècle et encore existantes donnent seules quelques souvenirs à enregistrer.

(1) *Limousin Médical*, août 1900, p. 205 et suiv. — octobre 1900, p. 287 et suiv.

A. — Société de médecine et de pharmacie de la Haute-Vienne.

Cette Société, fondée le 16 janvier 1841 par vingt-quatre médecins et pharmaciens de Limoges, réunis dans une des salles de l'Hôtel de Ville sous la présidence de leur doyen d'âge, M. Faye, s'est donnée pour nom *Société médicale de la Haute-Vienne* et pour but tout ce qui est relatif aux sciences médicales considérées dans leurs principes et dans leurs applications.

Vivant encore après des vicissitudes rappelées par M. le Dr Raymondaud père (1), elle n'a acquis de droits à une mention spéciale dans cette étude que par sa décision du 6 juillet 1891.

A la séance de ce jour, « M. Boulland propose que la Société offre à l'Ecole de médecine un prix représenté par une médaille. Ce pourrait être un prix d'observations cliniques à attribuer à un élève de l'Ecole. »

Motion adoptée à l'unanimité.

A la séance du 3 août 1891, M. E. Raymondaud fait part de l'acceptation par l'Ecole de médecine du prix fondé par la Société. Il demande que ce prix soit décerné pour la première fois dans la prochaine séance de rentrée de l'Ecole. Cette proposition est adoptée et il est décidé qu'il en sera donné communication, par voie d'affiches, aux élèves de l'Ecole. (MM. Raymond, président, Boulland, secrétaire général, et Thouvenet sont membres du jury chargé d'attribuer ce prix).

Le type de médaille arrêté pour l'exécution de cette décision et toujours en usage est le suivant :

12. Buste d'Hippocrate de profil à droite. En légende : HIPPOCRATE. Sous la tranche du cou, le bâton couleuvré. En bordure, à gauche : E. DUBOIS.

Rev. — Une couronne faite de deux branches de chêne et de laurier avec un goujon central, dans un cercle perlé, portant en périgraphe : SOCIÉTÉ DE MÉDECINE ET DE PHARMACIE DE LA HAUTE-VIENNE, inscription circonscrivant un champ lisse pour des inscriptions en creux.

Diamètre : 51 millimètres. (Pl. II, n° 12).

Cette médaille du graveur E. Dubois est une adaptation aux intentions de la Société fondatrice d'un coin de l'Administration des Monnaies mis à la disposition des demandes particulières.

La Société n'a pas usé de cette médaille, la seule qu'elle ait fait frapper depuis sa fondation, pour d'autres récompenses.

(1) *Limousin Médical*, juin 1901, p. 97 et suiv.

B. — Ecole de médecine et de pharmacie

L'inauguration de cette Ecole, fondée par ordonnance de Louis-Philippe du 31 mars 1841, date du 15 novembre 1841. Aucun souvenir métallique n'a été chargé de la rappeler (1). Seules ont été produites ou distribuées au nom de cette Ecole des médailles de prix :
1° Prix nominal de l'Ecole de médecine ;
2° Prix de la Société de médecine ; } acceptés et attribués par l'Ecole.
3° Prix de la Société Gay-Lussac, }

Prix nominal de l'Ecole. — Le 22 novembre 1883 est inaugurée une séance solennelle de rentrée de l'Ecole de médecine de Limoges dans une des salles de l'Ecole, sous la présidence de M. Ranson, maire de la ville. M. Astaix, directeur, donne la situation de l'Ecole depuis 1869, année de la dernière séance de rentrée, et distribue des prix aux élèves sous forme de bons de livres de 20 et 25 francs.

A partir de novembre 1886, les récompenses scolaires sont attribuées en médailles de vermeil, d'argent et de bronze, en nombre variable pour chaque année, suivant le nombre des candidats et la valeur des épreuves; la dépense annuelle, portée au budget de l'Ecole, s'élevait à 400 francs. Ces médailles sont du type uniforme suivant :

13. Buste d'Hippocrate, de profil à gauche, tête nue. En légende : HIPPOCRATE. Sous la tranche du cou, le bâton couleuvré. En bordure, à gauche : CAQUÉ F.

Rev. — Une couronne de laurier circonscrivant un champ lisse pour pour la gravure à la pointe du nom du candidat, de la nature et de la date du prix et portant en périgraphe : ÉCOLE DE MÉDECINE ET DE PHARMACIE DE LIMOGES.

Diamètre : 51 millimètres (pl. II, n° 13).

Médaille de Caqué de coin banal, ne comportant pas d'autres indications que celles que produit la figuration de la planche.

Prix de la Société de médecine. — Ce prix n'est autre que celui qui est décrit sous le nom de la Société de médecine de la Haute-Vienne.

---

(1) Une vue de l'Ecole est seulement donnée accessoirement en plan lointain par la plaquette du professeur Chénieux (v. p. 489).

Prix de la Société Gay-Lussac. — La Société Gay-Lussac, qui a son siège à Limoges, a pris, le 4 novembre 1886, une délibération transcrite ainsi qu'il suit dans le registre de ses procès-verbaux :

« M. Garrigou-Lagrange dépose sur le bureau une proposition tendant à la création de deux prix annuels, sous le nom de prix Gay-Lussac, en faveur de l'Ecole de médecine et de pharmacie et de l'Ecole des arts décoratifs de Limoges. M. le Secrétaire général rappelle en quelques mots l'intérêt qui se rattache à ces deux grands établissements; il rappelle aussi tout ce que la Société doit depuis sa fondation à MM. les Directeurs de ces Ecoles et il dit que l'institution qu'il propose sera le meilleur témoignage et la marque la plus certaine de la sympathie et de la reconnaissance de la Société. »

Cette proposition, adoptée à l'unanimité et sans discussion, a servi de point de départ à la création d'une médaille qui est devenue à l'Ecole de médecine comme une fondation permanente sous le type suivant :

14. Buste de profil à gauche, tête et col nus, de Gay-Lussac. En périgraphe : LOUIS JOSEPH GAY-LUSSAC. Sous le cou : A. BOVY (1).

Rr. Au milieu d'une couronne de branches de laurier, dans un cercle à bord linéaire, en périgraphe et en relief : SOCIÉTÉ GAY-LUSSAC. LIMOGES. Au centre de cette inscription un champ lisse pour gravure en creux du nom du lauréat et du titre du prix.

Diamètre : 50 millimètres. (Pl. II, n° 14).

Cette médaille, comme l'indique la signature, est au moins pour l'avers de A. Bovy, graveur suisse (1795-1877), qui a produit une œuvre abondante et appréciée dont la nomenclature et le caractère ont été donnés par Henseler (1). Elle figure pour la tête du droit sous le n° 41 du catalogue de ce dernier auteur et sous le n° 19 de la série des *Français célèbres* du catalogue imprimé de la Monnaie de Paris (p. 493). Sa spécialisation a été obtenue par la substitution d'un revers à goujon au revers de 12 lignes de la composition initiale de l'auteur.

Par erreur, sans doute, cette médaille est déclarée de 0^m045 par Henseler quand elle est en réalité du diamètre de 0^m050.

Telle qu'elle est conçue, la médaille de la Société Gay-Lussac revient à cette étude exclusivement par sa dévolution pour attribution à l'Ecole de médecine de Limoges, car le savant qu'elle représente et qui la caractérise n'a jamais été médecin, contrairement à l'affirmation de M. René Fage dans son *Dictionnaire des médecins limou-*

---

(1) HENSELER, *Antoine Bovy, sa vie et ses principales œuvres.* — Fribourg (Suisse), 1880.

MÉDAILLES MÉDICALES DU LIMOUSIN — II

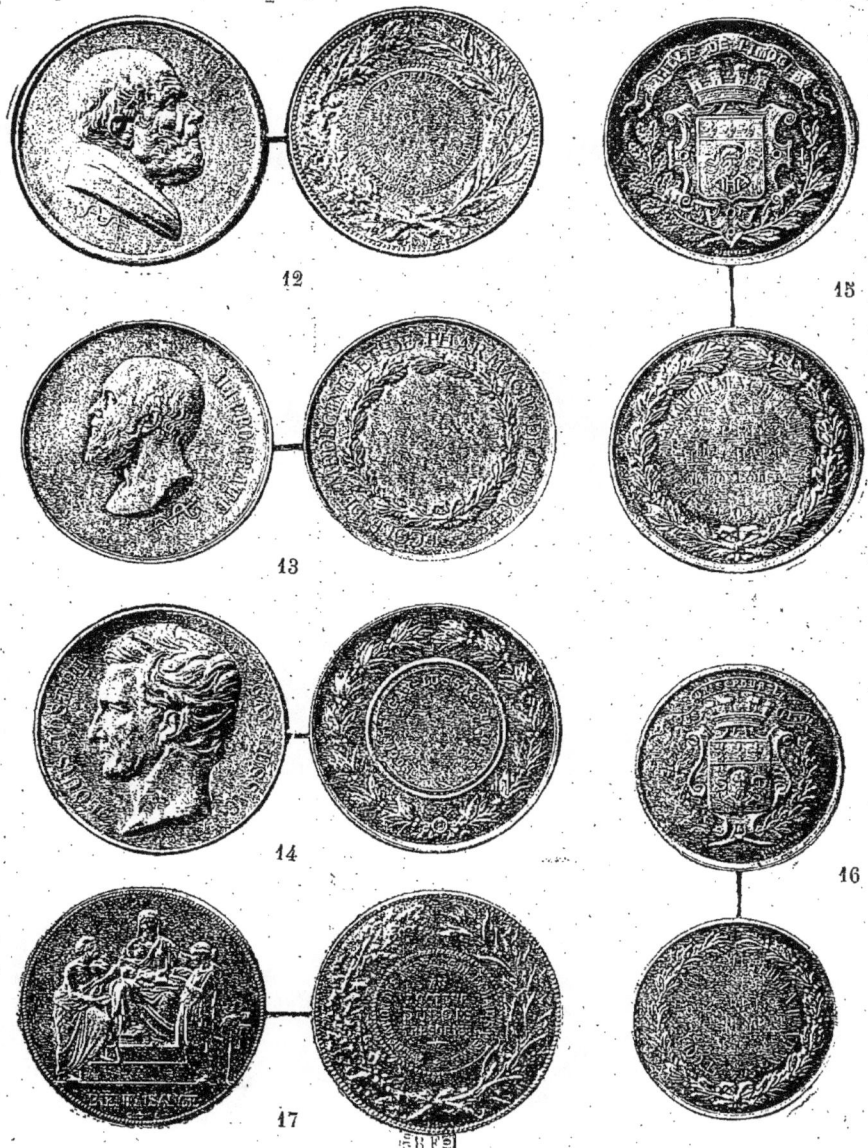

SOCIÉTÉ DE MÉDECINE : 12. — ÉCOLE DE MÉDECINE : 13.
SOCIÉTÉ GAY-LUSSAC : 14. — ÉCOLE D'ACCOUCHEMENT : 15, 16.
ASSOCIATION DES MÉDECINS DE LA H{te}-VIENNE : 17.

(Grandeur naturelle).

sins (1). Il ne paraîtra pas néanmoins inutile de rappeler, pour la satisfaction de la Société qui a voulu si bien encourager les études médicales, que la gloire de Gay-Lussac a paru assez grande au XIX° siècle pour motiver d'autres hommages à ce nom que la médaille de Bovy, notamment une statue monumentale à Limoges (place d'Aine), deux bustes (Musée Adrien Dubouché et façade de l'Ecole de médecine) dans la même ville, un troisième à Saint-Léonard et un médaillon d'une facture large et vigoureuse signé David d'Angers.

Ces constitutions diverses des prix annuels de l'Ecole de médecine ont abouti à la distribution totale de médailles de tout type ci-après :

Etat des médailles de prix distribuées annuellement depuis leur fondation, en 1886, par l'Ecole de médecine de Limoges.

ANNÉES	MÉDAILLES NOMINALES DE L'ÉCOLE			MÉDAILLES de la SOCIÉTÉ DE MÉDECINE	MÉDAILLES de la SOCIÉTÉ GAY-LUSSAC
	VERMEIL	ARGENT	BRONZE		
1886	?	?	?	»	»
1887	9	8	»	»	»
1888	7	6	4	»	1
1889	?	?	?	»	?
1890	5	7	»	»	1
1891	2	7	»	1	1
1892	4	5	2	1	1
1893	4	8	»	1	1
1894	8	8	»	1	1
1895	6	12	»	1	1
1896	7	9	»	1	1
1897	10	6	»	1	1
1898	3	8	»	1	1
1899	5	7	»	1	1
1900	7	10	»	1	1
1901	9	8	»	1	1
1902	6	7	»	1	1
1903	6	6	»	1	1
1904	7	7	1	1	1
1905	9	8	2	2	1

A signaler qu'en 1900 le prix offert par la Société de médecine ayant dû avoir, par un *ex œquo,* un double destinataire, un second prix d'observations cliniques offert par M. le professeur Ballet

(1) M. Fage a reconnu son erreur dans une lettre personnelle du 12 novembre 1905, qui spécifie que l'affirmation inexacte du *Dictionnaire* a été occasionnée par une confusion de nom, Joseph-Louis, le physicien, ayant eu un frère Pierre qui, lui, avait été médecin.

(d'Ambazac) a été distribué par l'Ecole (élève Faugeron) et que ce prix extraordinaire a été en tout conforme, en dehors des inscriptions, au type traditionnel affecté à cette récompense.

C. — Ecole d'accouchement.

Il existe à Limoges une Ecole d'accouchement depuis 1836 avec internat organisé depuis 1876. Des prix sont distribués aux élèves depuis 1881. Ils sont constitués par des médailles de vermeil, d'argent et de bronze, faites à l'avers des armes de la ville de Limoges (1) et au revers d'une couronne de laurier circonscrivant un champ lisse pour des inscriptions à la pointe sèche.

Les deux types usités sont :

15. Armes de Limoges sur un cartouche surmonté d'une couronne murale entre deux branches, l'une de laurier, l'autre de chêne. En tête, sur une banderole : VILLE DE LIMOGES. En bas : MALINVAUD.

Rv. Une couronne de laurier avec champ lisse portant gravés en périgraphe : ÉCOLE D'ACCOUCHEMENT DE LA HAUTE-VIENNE, avec millésime de l'année, et sur trois à quatre lignes transversales l'année de scolarité, l'indication du prix et le nom et prénom de la destinataire.

Diamètre : 50 millimètres. (Pl. II, n° 15).

16. Armes de Limoges sur un cartouche surmonté d'une couronne murale entre deux branches, l'une de laurier, l'autre de chêne (coin différent du précédent). En tête, sur une banderole : TOUS UNIS POUR LA PATRIE. En bas et à droite : BESCHER AUG.

Rv. Le même que celui de la médaille précédente, avec de semblables indications.

Diamètre : 42 millimètres.

Les avers de ces médailles aux armes de Limoges ne constituent pas de coins spéciaux à l'Ecole; ils ne sont qu'une utilisation de coins banaux pouvant être adaptés à tous les avers.

D. — Association des Médecins de la Haute-Vienne.

Une Association des médecins de la Haute-Vienne a été créée, en décembre 1858, pour veiller aux intérêts moraux et matériels des membres associés, et approuvée dans ses statuts par un arrêté préfectoral du 26 mars 1859.

(1) Armes de la ville : *de gueules à un buste de saint Martial de carnation vêtu et diadémé d'or, accosté des lettres S et M à l'antique de même et un chef cousu d'azur chargé de 3 fleurs de lys d'or.*

Cette Association, qui existe toujours, n'a frappé médaille depuis sa fondation que pour reconnaître les services de son trésorier, feu le D' Dubois (1).

17. Groupe allégorique représentant la Bienfaisance. En exergue : BIENFAISANCE. — OUDINÉ.

Rv. Entre deux branches de chêne et de laurier, une inscription en relief dans un cercle (goujon) perlé.

En périgraphe : ASSOCIATION DES MÉDECINS DE LA HAUTE-VIENNE.

En quatre lignes dans le champ : AU — DOCTEUR — DUBOIS — TRÉSORIER.

En bas, en bordure : H. DUBOIS.

Diamètre : 51 millimètres. Argent doré. (Pl. II, n° 17).

Ce dernier nom, qui se trouve être le même que celui du destinataire, est celui du graveur Henri Dubois, artiste contemporain, fils de Alphée Dubois, récemment décédé.

Médaille communiquée par M. le capitaine Tatin.

ÉTABLISSEMENTS HOSPITALIERS.

Limoges a eu quatre grands établissements hospitaliers : l'hôpital Saint-Martial, l'hôpital Saint-Gérald, la Maison-Dieu, l'hôpital des Arènes ou de Saint-Jacques qui, en vertu de lettres patentes de Mazarin, ont été confondus dans l'Hôpital général de Saint-Alexis, en 1659-1660.

Il n'a été signalé aucune médaille rappelant ces établissements.

Un asile de vieillards, de création récente, l'asile Chastaingt, a emprunté à un médecin et son nom et un superbe buste de sa façade, dû au sculpteur limousin Coutheillas : acte de reconnaissance, dont la manifestation ne tombe pas sous le titre de cette étude limitée à la médaille médicale seulement.

Il n'apparaît pas que les établissements hospitaliers des autres départements constitutifs du Limousin aient eu une glorification numismatique plus expressive. La documentation reste, par suite, nulle de ce côté.

---

(1) D' **Dubois** (Armand), né à Limoges le 22 décembre 1829, docteur de la Faculté de médecine de Paris en janvier 1855, décédé à Limoges le 22 janvier 1898, après une carrière honorée des sympathies de tous ses concitoyens, ayant été pendant de longues années président de la Société nationale d'encouragement au bien.

MÉDAILLES COMMÉMORATIVES DE MALADIES POPULAIRES ET DE CALAMITÉS PUBLIQUES.

La médaille n'a pas servi qu'à l'enregistrement des joies et de la gloire; elle a été pour beaucoup de pays, notamment pour l'Allemagne, ainsi qu'en fait foi le copieux inventaire de Pfeiffer et Ruland, publié en 1882, sous le titre de *Pestilentia in nummis* (1), la fiche commémorative des détresses publiques, soit comme monument funèbre, soit comme ex-voto de dévotion, soit comme rappel des contingences qui ont préparé ou simplement marqué la fin des calamités populaires. Le Limousin a traversé les rudes épreuves du passé, notamment les pestes de 1547, de 1549, de 1563, de 1584, de 1586, de 1630 31, même cette dernière qui a fait plus de 20.000 victimes, sans laisser aucun souvenir de ses misères, même sous forme de médaille votive aux saints dont il avait ardemment imploré le secours.

Il en est de même des épidémies de choléra du XIXe siècle, qui ont suscité tant de médailles de récompense régionales dans d'autres départements, désireux de reconnaître les services de leurs secoureurs. L'État a dû seul se faire ici l'interprète de la reconnaissance publique et par des moyens, qui, étant donnée leur origine extra régionale, ne sont pas à rappeler dans cette étude.

D'où la conclusion que si les grandes douleurs sont muettes, celles-ci l'ont été particulièrement dans le Limousin, soit par résignation, soit par indifférence, soit par tout autre sentiment que l'analyse du caractère limousin permettrait peut-être de mieux préciser.

VACCINE.

La découverte de Jenner a été, au commencement du dernier siècle, l'occasion d'un immense mouvement de prophylaxie publique qui a trouvé son expression, en France, dans la constitution de nombreux Comités régionaux pour la propagation de la vaccine et dans la création, dans ces comités, de récompenses régionales, destinées à commémorer les bienfaits de la vaccine et le zèle de

(1) Pfeiffer und Ruland: *Pestilentia in nummis* Geschichte der grossen Volkskrankeiten in numismatischen documenten. — Tubingen, 1882.

ses propagateurs. Le Limousin a assisté à ce mouvement avec le calme et la réserve que voulaient son passé et peut être aussi, dans le cas spécial, la modestie de ses ressources, si bien qu'il qu'il n'existe dans la région d'autres documents des progrès et des résultats de la nouvelle pratique que ceux que l'Etat y a semés avec ses insignes et la référence nationale qui est la marque habituelle de ses largesses.

Cette discrétion pourrait laisser croire à une inappréciation régionale de la valeur de la médaille et des mérites qu'elle est appelée à consacrer, mais telle n'est pas apparemment la vérité au témoignage des journaux de l'époque. Il résulte, en effet, des relations du temps qu'à Limoges la médaille de la vaccine a été tenue en grand honneur, non seulement par ses destinataires, mais encore par les pouvoirs publics, en si grand honneur que le cérémonial suivi autrefois, pour la remise de cette distinction, pourrait faire rêver les blasés et les indifférents du XXe siècle.

Le sieur Barny, content les *Annales de la Haute-Vienne*, du 19 juin 1818, le sieur Barny, pharmacien à Limoges, a reçu le 11 du courant des mains de M. Pouyat, 1er adjoint à la mairie de cette ville, en séance publique, à la mairie, et en présence du Conseil municipal, des officiers de la garde nationale et d'un grand nombre de particuliers, la médaille en or qui lui a été décernée par M. le Ministre de l'intérieur. En remettant la médaille à M. Barny, M. Pouyat lui a adressé le discours suivant :

....

« Il est une récompense pour laquelle le cœur de l'homme de bien
» ne peut rester indifférent, c'est la reconnaissance nationale,
» c'est la bienveillance d'un gouvernement qui protège tout ce qui
» peut être utile. Vous en trouverez le gage en la médaille d'or
» que je suis chargé de vous remettre. Recevez-la cette médaille
» empreinte de l'effigie du moderne Antonin. Elle sera pour vous et
» pour votre famille un monument honorable de vos travaux. Assez
» souvent, on a couronné des exploits dont l'humanité avait à gémir.
» Les palmes que vous venez de recevoir ici ne seront arrosées que
» des larmes de la reconnaissance. Il m'est doux d'être l'interprète
» de la bienveillance du roi. Le concours de ces autorités locales,
» qui après avoir été témoins de vos efforts et de vos soins vien-
» nent applaudir à la récompense que vous avez méritée, vous
» prouve que je le suis aussi de celle de vos concitoyens. Gardez
» longtemps le souvenir de cette cérémonie touchante. Vive le roi ! »

Et le lauréat remercie en disant « qu'on ne saurait douter de la joie ineffable qu'il éprouve en recevant cette médaille », et termine en disant qu'il sera heureux de pouvoir, par ses nouveaux soins,

« conserver des enfants à leur mère, des laboureurs à l'agriculture
« et des défenseurs à la patrie ».

De pareils sentiments auraient été la joie et le triomphe d'une institution locale qualifiée pour juger et pour récompenser l'initiative dont cette notice a le regret de constater l'omission.

Telle est, à grands traits, l'histoire de la médaille médicale dans le Limousin : elle est modeste, comme je l'ai précédemment dit, modeste par le nombre comme par l'importance des monuments qu'elle a inspirés. Elle rappelle, tant par ce qu'elle a été que par ce qui lui manque, que le Limousin calme, recueilli, réservé dans ses impressions, modéré dans ses enthousiasmes comme dans ses plaintes, mesuré dans ses initiatives, positif et avisé dans l'expression de ses sentiments, a su souffrir et jubiler sans s'inquiéter de l'écho lointain de ses joies et de ses souffrances, a su grandir et prospérer sans chercher à tirer vanité de ses grandeurs et de ses richesses. Cette philosophie sereine, qui est sûrement un désaveu de fatuité et de présomption, pourrait passer pour un mérite si sa revendication comme un bien ne l'exposait à être prise simplement pour une indifférence. Vous apprécierez.

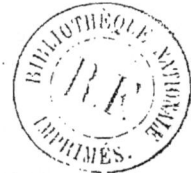

TABLE

	Pages
Médecins.	6
Institutions médicales { Société de médecine de Limoges	18
Ecole de médecine de Limoges	19
Ecole d'accouchement	22
Association des médecins de la Haute-Vienne	22
Etablissements hospitaliers	23
Médailles commémoratives de maladies populaires ou de calamités publiques	24
Vaccine	24

www.ingramcontent.com/pod-product-compliance
Lightning Source LLC
Chambersburg PA
CBHW060513050426
42451CB00009B/968